DAS VENENSYSTEM

DES MENSCHLICHEN KÖRPERS.

VON

WILHELM BRAUNE.

ERLÄUTERNDER TEXT.

ZWEITE LIEFERUNG.

DIE VENEN DES FUSSES UND UNTERSCHENKELS,

AUF DER TOPOGRAPHISCHEN ABTHEILUNG
DES ANATOMISCHEN INSTITUTS ZU LEIPZIG BEARBEITET

VON

DR. PAUL MÜLLER.

MIT UNTERSTÜTZUNG DER KÖNIGL. SÄCHSISCHEN GESELLSCHAFT
DER WISSENSCHAFTEN ZU LEIPZIG.

LEIPZIG,
VERLAG VON VEIT & COMP.
1889.

Druck von Metzger & Wittig in Leipzig.

Die Venen des Fusses und Unterschenkels.

(Tafel V—VIII.)

I. Oberflächliche Venen, Venae subcutaneae.

Die oberflächlichen Venen der unteren Extremität gehören wie bekannt — zwei grossen Gefässgebieten an, der Vena saphena magna (interna-anterior) und der Vena saphena parva (externa-posterior), Gefässgebiete, welche, obschon durch keine bestimmte Grenze geschieden und vermittelst zahlreicher Anastomosen mit einander verknüpft, zum Zweck der Beschreibung in der Regel getrennt werden. Es ist indessen auch thunlich und von Vortheil, die subcutanen Venen mit Rücksicht auf die Regionen zu betrachten, da sich in dieser Beziehung gerade an der unteren Extremität auffallende Unterschiede in Bezug auf Caliber, Verlauf- und Klappenrichtung etc. vorfinden, Unterschiede, die wenigstens zum Theil gerade durch die topographischen Verhältnisse bedingt und nur unter Berücksichtigung derselben ganz zu verstehen sind. — Wir beginnen mit der Betrachtung der oberflächlichen Venen der Planta pedis: Plexus venosus plantaris subcutaneus. Es findet sich über dieselben in der Literatur wenig verzeichnet. Dies mag seinen Grund eines Theils darin haben, dass sie mit den gebräuchlichen Methoden schwer zu injiciren sind (wegen der Klappenstellung), anderen Theils darin, dass man der Kenntniss dieser Gefässe mit anscheinend regellosem Verlauf nur geringen Werth beimass. Und doch finden sich bei näherer Betrachtung gerade hier ganz eigenartige Verhältnisse, die in mehrfacher Richtung unsere Aufmerksamkeit verdienen.

Aus einem engmaschigen Netze feiner Venenreiser, welches den grössten Theil der Planta einnimmt, gehen Stämmchen hervor, welche ihre Richtung nach dem inneren Fussrande, nach dem äusseren, nach vorn gegen die Zehen zu und nach hinten zur Ferse nehmen. Die Stämmchen, welche nach dem inneren Fussrande zu verlaufen, zeichnen sich durch ihr stärkeres Caliber, sowie die sehr reichlichen Anastomosen aus; letztere können die Form eines zwar häufig ausgezogenen, aber fortlaufenden Bogens (Taf. V, Fig. 4) annehmen. Die nach hinten über den Fersenrand tretenden Stämmchen sind spärlich und von feinem Caliber; auch die nach dem äusseren Fussrande zu strebenden sind mit Ausnahme weniger verhältnissmässig dünn. Während die Venenmaschen im hinteren und mittleren Abschnitt der Fusssohle eine transversale Spannung zeigen, ist im vorderen Theile eine solche in sagittaler Richtung vorhanden. Aus dem venösen Gefässnetze entsteht hier schliesslich eine reichliche Anzahl langgestreckter Stämmchen, welche ihre Richtung nach den Zeheninterstitien nehmen und sämmtlich in ein Gefäss einmünden, welches in der Furche zwischen Fussballen und Zehen subcutan gelegen ist: Arcus venosus plantaris subcutaneus. Dieses durch sein stärkeres Caliber ausgezeichnete Gefäss setzt sich sowohl über den inneren wie äusseren Fussrand fort, einfach oder getheilt und steht schliesslich mit dem Arcus venosus dorsalis subcutaneus in Verbindung (s. Taf. V, Figg. 1 und 4). Ausser den vom Ballen her einmündenden Stämmchen nimmt es noch weitere Zuflüsse von der unteren Fläche der Zehen auf. An der Endphalange derselben nämlich findet sich ein sehr engmaschiges Netz äusserst feiner Reiserchen, die in der Gegend des letzten Interphalangealgelenkes in gröbere in die Länge gezogene Maschen übergehen. Diese münden, soweit sie nicht nach den Seiten- und Rückenflächen der Zehenhaut sich fortsetzen, in zwei oder mehrere grössere Stämmchen, welche in den Arcus plantaris eintreten. Diese subcutanen Venen der Zehen erhalten Zuflüsse von den viel spärlicheren an den Sehnen und Periost gelegenen (s. Taf. V, Figg. 3 und 4).

Die Abflüsse des venösen Bogengefässes streben nach dem Dorsum pedis zu, und zwar — wie schon erwähnt — über den inneren bez. äusseren Fussrand und in den Zeheninterstitien. Letztere sind die wichtigeren Abzugscanäle. Das nach dem inneren resp. äusseren Fussrande abgehende Gefäss erscheint als Fortsetzung des Arcus plantaris selbst oder auch als Fortsetzung eines von der grossen bez. kleinen Zehe kommenden Stämmchens. Letzteres Verhältniss ist besonders dann ausgeprägt, wenn im medialen resp. lateralen Abschnitt des Bogengefässes sich eine Klappe findet, welche nach der Mitte desselben führt (s. Taf. V, Fig. 4). Die in den Zeheninterstitien verlaufenden Abzugscanäle, Venae communicantes plantae anteriores subcutaneae, wie sie heissen mögen, sind auf den Arcus plantaris rechtwinklig aufgesetzt, einfach oder doppelt in jedem Zehenzwischenraume; schon durch ihr stärkeres Caliber sind sie als wichtigere Gebilde gekennzeichnet. Es kann vorkommen, dass die eine oder andere dieser Venae communicantes nicht aus dem Bogengefäss selbst, sondern aus einem Stämmchen der Zehe hervorgeht, oder dass (s. Taf. V, Fig. 4) neben dem eigentlichen Arcus plantaris ein zweites Gefäss von parallelem Verlauf die Venae communicantes entsendet. Dies sind Varietäten, welche an dem Princip nichts zu ändern vermögen. — Klappen sind in den bisher beschriebenen Venen verhältnissmässig zahlreich vorhanden. Es finden sich solche in den von den Zehen kommenden Stämmchen vor der Einmündung in den Arcus plantaris subcutaneus, in diesen führend; aber auch noch weiter peripherwärts konnten Klappen nachgewiesen werden, nämlich da, wo die genannten Stämmchen sich in Maschen auflösen, besonders in dem Falle, wenn eine Arcadenbildung vorliegt (s. Taf. V, Fig. 4 Zehe 2, 3, 4); diese Klappen scheinen in Beziehung zu den Gelenken zu stehen. Ferner finden sich Klappen in den vom Ballen in den Arcus plantaris tretenden Stämmchen dicht vor ihrer Einmüdung; sie führen in das Bogengefäss. In dem einen oder anderen können die Klappen eingehen; es ist dann eine Injection derselben von dem Arcus plantaris aus möglich. Auch in den nach dem inneren und äusseren Fussrande zu strebenden Stämmchen sind Klappen in grosser Zahl vorhanden; sie führen sämmtlich von der Mitte der Planta weg. Oefters sind Venen da, welche durch ihr stärkeres Caliber hervortretend, fast geradlinig quer über die Planta hinweg ziehen und die medialen und lateralen Abzugscanäle in directe Verbindung zu setzen scheinen. Die Richtung der Klappen beweist (s. Taf. V, Fig. 4), dass auch hier eine Strömung des Blutes nur von der Mitte der Fusssohle nach den Seiten hin statt haben kann. Die Mitte der Planta stellt also ein neutrales Gebiet dar.

Es erübrigt noch einen Blick auf die Druckverhältnisse zu werfen. Die Regel, dass stärkere venöse Gefässe die Stellen des geringeren Druckes aufsuchen, erhält durch die Verhältnisse der Planta ein neues Beispiel. Ein Blick auf Taf. V, Fig. 4 zeigt dies zur Evidenz. Die stärkeren Abzugscanäle finden sich am inneren Fussrande und in den Zehenzwischenräumen; dies sind die Stellen des geringeren Druckes. Am hinteren Umfang des Fusses und am äusseren Rande desselben, Stellen, die einem stärkeren Druck ausgesetzt sind, zeigen die Abzugscanäle feineres Caliber. Der Arcus plantaris subcutaneus liegt vor Druck geschützt in der Furche zwischen Ballen und Zehen. Die Stellen des inneren Fussrandes, welche einem stärkeren Druck ausgesetzt sind, sind mit dünneren Venen ausgestattet: Grosszehenballen und hinterer Abschnitt des inneren Fussrandes.

Sämmtliche bisher beschriebenen Venen liegen ganz oberflächlich. Es ist weiterhin ein sehr dichtes Maschenwerk feiner Venen vorhanden, welche das Fettpolster durchsetzen, das zwischen Fascia plantaris und Haut eingeschoben ist. Dieses Venennetz steht mit den beschriebenen oberflächlichen Venen in Verbindung (s. Taf. V, Fig. 4, 41. 41′ etc.); es entsteht durch Verästelung von Venen, welche als Begleiter kleiner arterieller Aeste aus der Tiefe der Planta herkommend, die Lücken der Fascia plantaris zu ihrem Austritt benutzen.

Die oberflächlichen Venen des Fussrückens werden gewöhnlich unter dem Namen Rete venosum dorsale pedis superficiale zusammengefasst. Als constant und durch stärkeres Caliber ausgezeichnet werden bezeichnet die Vena dorsalis pedis interna und externa, ferner eine quer oder schräg verlaufende Vene als Arcus dorsalis pedis superficialis. Weitere Details fehlen in den Lehrbüchern. Wir unterscheiden von den Gefässen, welche an dem Zustandekommen des Rete dorsale theilnehmen, folgende Gruppen:

1. Venen der Zehen, Venae digitales dorsales subcutaneae. Ebenso wie an der Plantarfläche der Zehen findet sich auch an den Dorsal- und den Seitenflächen ein sehr ausgebildetes venöses Netzwerk. Die Maschen werden um so enger und kürzer, je weiter nach der Peripherie sie gelegen sind. Insbesondere zeichnet sich das Nagelbett durch ein äusserst dichtes venöses Gefässnetz aus. Die sehr feinen Gefässe liegen hier so dicht aneinander, dass nach einer Injection die einzelnen Gefässe kaum von einander unterschieden werden können. Aus den gröberen Maschen, welche die erste Phalanx umspinnen, gehen schliesslich Stämmchen hervor, welche entweder direct in den Arcus venos. dorsalis subcutan. einmünden oder nachdem sie sich mit den Venae communic. plant. anterior. subcutan. vereinigt haben, oder es findet beides statt. Niemals liegen diese Stämmchen auf der Höhe des Zehenrückens, sondern stets mehr nach der Seite hin. Von den tiefer an Sehnen und Periost gelegenen erhalten die genannten Stämmchen Zuflüsse (s. Taf. V, Fig. 1). Klappen liessen sich noch in verhältnissmässig dünnen Venen nachweisen. Die am weitesten peripher gelegenen entsprechen etwa dem letzten Interphalangealgelenke; sodann finden sich Klappen dem ersten Interphalangealgelenke entsprechend. Constant sind Klappen vorhanden vor der Einmündung in den Arcus dorsalis (s. Taf. V, Fig. 1).

2. Venae communicantes plantae anteriores subcutaneae setzen, wie schon erwähnt, den Arcus ven. plantar. subcut. mit dem Arcus ven. dorsal. subcut. in Verbindung. Sie erhalten Zuflüsse von den Venen der Zehenseiten- bez. Rückenfläche und nehmen in der Regel die Venae perforantes anteriores auf (s. Taf. V, Figg. 1 u. 2). Vor ihrer Einmündung in den Arcus dorsalis vereinigen sie sich zumeist mit den Venae digital. dorsal. subcut. zu einem kurzen Stämmchen. Constant finden sich Klappen entweder in diesem letzteren oder dicht unterhalb desselben in der Vena communicans. Es können aber auch noch peripherwärts Klappen in der letzteren vorhanden sein (s. Taf. V, Fig. 1). Da die von

der Plantarfläche der Zehen entstehenden Venen zum grössten Theil in den Arcus plantaris subcut. münden, zum Theil mit den dorsalen anastomosiren, so ergiebt sich, dass das ganze venöse Blut der Zehenhaut schliesslich in den Arcus venosus dorsalis superf. gelangt.

3. Venen, welche von der Planta her über den inneren und äusseren Fussrand treten. Es wurde bereits auf den Unterschied in den Caliberverhältnissen und die beträchtliche Anzahl dieser Abzugswege aus der Fusssohle aufmerksam gemacht. Insbesondere erwähnenswerth sind die Fortsetzungen des Arcus plantar. subcutan. über den inneren und äusseren Fussrand. Mit Rücksicht auf die früheren Bezeichnungen könnte man diese Venen passend mit den Namen Venae communicantes plantae ant. intern. und extern. belegen, während man dann die Masse der übrigen als Venae communicantes plantae laterales internae und externae bezeichnen müsste. Die zahlreichen Anastomosen der letzteren zeigen Figg. 1 u. 2, Taf. VI.

4. Anastomosen von den tieferen Venen; diese finden später Berücksichtigung.

Das Rete venos. dorsale subcut. giebt zwei grossen Venen den Ursprung, der Saphena magna und Saphena parva. Ein bestimmter Punkt ihres Beginnes wird in der Regel nicht angegeben, man lässt die Saphena magna am inneren, die Saphena parva am äusseren Fussrande entstehen. Einzelne lassen die Saphena magna da beginnen, wo die Vena digitalis dorsal. interna in den Arcus dorsalis einmündet. Das nächstliegende wäre wohl, die Saphena magna als Fortsetzung der Vena digit. dorsal. interna, die Saphena parva als Fortsetzung der Vena digital. dorsal. externa anzusehen. Wir wollen diese Fortsetzungen vom Arcus dorsalis ab vorläufig als oberflächliche Wurzeln der Saphenen bezeichnen und später unter Berücksichtigung der tiefen Zuflüsse den Ort angeben, wo man den eigentlichen Beginn der Saphenen zweckmässig hinzuverlegen hat. Ueber das Rete dorsale ist im Uebrigen nicht viel zu sagen; es bildet weite in die Länge gestreckte Maschen; unter den sagittal verlaufenden Gefässen ist das eine oder andere, welches man als Fortsetzung der Dorsalvene der zweiten bez. dritten oder vierten Zehe betrachten muss, besonders stark entwickelt (s. Taf. V, Fig. 1).

Eine ganz schematische Betrachtung der oberflächlichen Venen des Fusses würde den beschriebenen anatomischen Verhältnissen gemäss zu folgendem Resultat führen:

Der Arcus venosus plantaris subcutan. und dorsalis subcutan. bilden einen Venencirkel, welcher an der Grenze des Fussrumpfes gelegen die Venen der Fussglieder (Zehen) aufnimmt. Die Richtung des Stromes geht vom Arcus plantaris zum Arcus dorsalis. Der Cirkel lässt mehrere

Gefässe aus sich hervorgehen, welche das Rete dorsale erzeugen. Von diesen sind jedoch zwei durch ihr stärkeres Caliber (und Lage) ausgezeichnet, das eine dem inneren, das andere dem äusseren Fussrande zu gelegen; es sind das die oberflächliche Wurzel der Saphena magna bez. Saphena parva. Sie sammeln die Zuflüsse aus dem Plexus plantaris subcutaneus mit Ausnahme des vorderen Abschnittes, welcher seine Venenstämmchen zum Arcus plantaris sendet.

Das oberflächliche Venennetz am Unterschenkel steht mit den subcutanen Venen des Fusses in continuirlichem Zusammenhange. Ausser den beiden Saphenen, welche die Hauptmasse des venösen Blutes vom Fusse fortführen, setzen sich kleinere Gefässe vom Rete dorsale pedis superf. in die Maschen an der Vorderfläche des Unterschenkels fort; ferner treten am hinteren Umfange der Ferse feine Reiserchen auf die hintere Fläche des Unterschenkels über. — Im Allgemeinen sind hier die Maschen des subcutanen Netzes in die Länge gezogen, an der Streckseite der Kniegelenkgegend mehr quer bez. schräg gespannt. Besonders hervorgehoben zu werden verdienen folgende Gefässe:

1. Parallel der Saphena magna in der Entfernung von $1-2^1/_2$ cm verlaufend kommt häufig eine Vene vor, welche durch ihr starkes Caliber ausgezeichnet ist und von Strecke zu Strecke einen Ast zum Stamm der Saphena abgiebt (s. Taf. VII, Fig. 2). Diese Collaterale liegt oberflächlicher als die Saphena selbst.

2. An der hinteren Fläche des Unterschenkels verläuft neben der Saphena parva eine sehr feine Vene; sie steht mit ersterer durch quere Anastomosen in Verbindung, bleibt aber nicht subcutan, sondern dringt früher als die Saphena in die Tiefe (s. Taf. VII, Fig. 1).

3. Die Saphena parva nimmt in der Kniekehle eine Vene auf, welche vom Oberschenkel an der hinteren Fläche herabsteigt: Vena cutanea posterior femoris (Meyer, Lehrbuch der physiol. Anat.). Dass diese Vene rückläufig ist, ergiebt sich aus der Stellung der Klappen (s. Taf. VII, Fig. 1). Sie kann sich auch in den oberen Ast der Saphena einsenken.

4. Anastomosen zwischen den Stämmen der Saphenen sind zumeist in mehrfacher Anzahl vorhanden (s. Taf. VII, Figg. 1 und 2; *a, b, c*), besonders bemerkenswerth ist die sogenannte obere Anastomose; dieselbe ist zwar nicht constant, aber doch jedenfalls in der Mehrzahl der Fälle vorhanden. Sie zweigt sich von der Saphena parva vor ihrer Einmündung in die Vena poplitea ab, sei es subcutan oder subfascial, um später subcutan zu werden und mündet am Oberschenkel in variabler Höhe in die Saphena magna ein.

5. Es giebt Venen, welche sich von einem grösseren venösen Stamm abzweigen, eine kürzere oder längere Strecke neben demselben verlaufen

und dann wieder in diesen einmünden. Dabei ist der Umstand bemerkenswerth, dass in solchen Collateralen sich keine Klappen vorfinden, während die entsprechende Strecke des Stammes eine Klappe besitzt. Von Sappey sind diese Collateralen als Anastomoses par communication longitudinale an den Saphenen beschrieben worden. Verneuil und mit ihm Le Dentu bezeichnet sie als Canaux de sûreté; beide Autoren schreiben denselben einen bestimmten Zweck zu: Ils naissent d'un segment de veine compris entre deux paires valvulaires et se terminent par leur extrémité supérieure dans un autre segment situé au dessus des valvules supérieures du premier; leur cavité ne présente aucun repli de cette nature, de sorte, que la marche du sang peut s'y faire aussi bien de bas en haut que de haut en bas. Il en résulte que leur véritable rôle doit être d'égaliser, dans le deux portions de vaisseau ainsi réunies, la tension du sang, c'est-à-dire l'effort des molécules du liquide les unes contre les autres et contre les parois. — Fig. 2, Taf. VII zeigt eine solche Collaterale, welche sich von der Saphena magna abzweigt und nach Aufnahme mehrerer Seitenäste weiter oben in den Stamm der Saphena wieder einmündet; letzterer besitzt in der Zwischenstrecke eine Klappe, während der Nebenlauf klappenlos ist. Ob diese Gefässe den von den genannten Autoren ihnen zugeschriebenen Zweck wirklich erfüllen, steht dahin. Da sie — soviel sich wenigstens sehen liess — Seitenäste aufnehmen, so liegt die Sache doch nicht so einfach und würde zum Mindesten auch noch eine andere Deutung zulassen. Jedenfalls ist die Möglichkeit eines rückläufigen Stromes in denselben, der sich bei plötzlichen Druckschwankungen unter pathologischen Verhältnissen etabliren kann, durchaus vorhanden. Es würde dieser Umstand dazu beitragen, das Zustandekommen von retrograden Embolien, wie sie neuerdings des Oefteren beobachtet sind, unserem Verständnisse näher zu führen.

Was den Verlauf der Saphenen betrifft, so ist dem hierüber Bekannten nur Einiges über die Ausmündungsweise der Saphena parva hinzuzufügen: Es sind diesbezüglich zahlreiche Varietäten beschrieben, wovon die uns bekannten folgende sind: Mündung der Saphena parva in

- Vena poplitea und V. saphena magna oder Collaterale (sogenannte obere Anastomose),
- Vena poplitea und V. profunda femoris,
- Vena poplitea und V. articul. superior. externa,
- Vena poplitea und V. musculi bicipitis,
- Vena poplitea und V. glutaea inferior,
- Vena poplitea und V. ischiadica,
- Vena poplitea und V. saphena magna, V. gemell., V. muscul. bicip. und V. perfor.,

Vena femoralis superfic. und V. saphena magna,
Vena femoralis profunda und V. saphena magna,
Vena perforaus II und V. perforaus III.

Alle diese Varietäten haben nur geringes Interesse. Wichtig hingegen erscheint uns der Hinweis auf die Regel, dass die Saphena parva stets mit zwei Aesten mündet, ein Umstand, auf dessen Bedeutung wir später noch einmal zurückkommen. Die seltenen Fälle, wo nur von einfacher Endigung berichtet wird in die Vena musculi bicipitis, femoralis profunda, perforans dürften pathologisch sein.

II. Tiefe Venen, Venae comitantes.

Die tiefen Venen, Venae comitantes, folgen wie überall so auch am Fuss und Unterschenkel im Ganzen dem Verlauf der Arterien; es genügt bezüglich derselben auf einzelne Punkte hinzuweisen.

1. Planta pedis.

An den Phalangen sind die tiefen Venen von sehr feinem Caliber, so dass Injection und Präparation derselben gleich schwierig sind. Es findet sich ein ziemlich engmaschiges Netz am Periost, doch ist dasselbe bedeutend weniger dicht und ausgebildet, als das oberflächliche Venennetz. Selbst die abführenden Stämmchen am Rande der Phalangen sind noch recht dünne Reiserchen und meist nicht doppelt, sondern nur einfach vorhanden. Da an den Phalangen bereits Anastomosen der tieferen Venen mit dem oberflächlichen Netz bestehen, bietet diese Thatsache nichts Auffallendes dar.

Nach Entfernung der Haut und des Unterhautfettgewebes werden an der Fascia plantaris Venen sichtbar, welche zwischen den Lücken derselben in die Tiefe dringen (s. Taf. V, Fig. 3). Vorn, wo sich die Fascia in die den einzelnen Zehen entsprechenden Streifen spaltet, sind es die Venae digital. plantares propriae; die in einem Zwischenraume verlaufenden sind durch quere Anastomose mit einander verbunden; doch kommen auch quere Gefässe vor, welche über die Fascia hinwegziehend, die Venen derselben Zehe in Communication setzen. Die Lücke zwischen dem Musculus flexor digit. commun. brevis und Musculus abductor digit. minimi wird von einer Anzahl Venen zum Durchtritt benutzt, welche in sagittaler Richtung hintereinander eindringen; sie sammeln die Verästlungen des oben bereits erwähnten Maschenwerkes des Unterhautfettgewebes der Planta und stehen mit den oberflächlichen in Verbindung. Weniger zahlreich sind die Venenreiser, welche zwischen Musculus flexor digit. communis brevis und Musculus abductor hallucis in die Tiefe gelangen.

Ein stärker ausgebildetes, flächenhaftes Netz feiner Venen findet sich endlich an der unteren Fläche des Calcaneus.

Die Hauptmasse der tiefen Venen nimmt den bekannten Verlauf der gleichnamigen Arterien; die grösseren Stämme (Plantaris externa und interna) sind stets doppelt und durch zahlreiche quere Anastomosen untereinander verknüpft. Sie nehmen ausser den von den Zehen her gelangenden Stämmchen zahlreiche Muskel- und Periostvenen auf, ferner die durch die Lücken der Fascia plant. tretenden Reiserchen. Ihre Anastomosen mit den oberflächlichen Venen werden später berücksichtigt.

2. Dorsum pedis.

Die tiefen Venen des Fussrückens bilden ein den arteriellen entsprechendes venöses Netz: Rete venosum dorsale pedis profundum. Die Venae digital. dorsal. prof. über die zweite Phalanx hinaus zu verfolgen gelang nicht. Das Caliber der Venae interosseae dorsales ist bereits verhältnissmässig dünn; sie nehmen Muskeläste aus den Muscul. inteross. auf. Das eigentliche Rete dorsale setzt sich zusammen aus den Knochenvenen des Tarsus und Muskelästen des Extensor digit. commun. brevis. Die Venae tarseae sind vor Compression von Seiten des letzteren geschützt durch einen Fascienstreif, welcher sie nebst der von ihnen eingeschlossenen Arterie überbrückt. Das Rete dorsale steht mit der Vena plantaris externa in Communication durch einfache oder mehrfache Anastomosen, welche hinter der Tuberositas ossis metatarsi V über den äusseren Fussrand hinwegziehen.

3. Unterschenkel.

Kniekehlenvene: Die erste genaue Beschreibung der Vena poplitea rührt von Langer her; wir sind zu ähnlichem Resultate wie jener gekommen, das kurz folgendes ist: Es finden sich drei Venen, ein Hauptstamm, die eigentliche Vena poplitea und zwei Begleitvenen, eine V. comitans externa und eine V. comitans interna. Der Hauptstamm liegt im unteren Abschnitt, im Bereich des Musculus popliteus, medialwärts von der Arteria poplitea, sodann, etwa vom oberen Rand des Muskels ab, eine kurze Strecke direct hinter derselben, um weiter oben lateralwärts sich zu lagern. Es findet also eine förmliche Kreuzung der Arterie und Vene statt. Die Comitans externa ist die untere, die Comitans interna ist die obere Begleitvene. Die erstere geht aus dem später zu erwähnenden Plexus suralis, insbesondere aus den V. comit. tibial. antic. und Aesten der Wadenmusculatur hervor (s. Taf. VIII, Fig. 3) und mündet weiter oben, nachdem der Hauptstamm hinter die Arterie gelangt ist, in denselben ein. Die Comitans interna geht aus den Venae articul. infer. intern.

hervor und verläuft bis an die Adductorenlücke, wo sie in die Hauptvene einmündet; sie ist schwächer als die Comitans externa. Da sie ein Stück weiter unten entsteht als die letztere in den Hauptstamm eingeht, so ist die Arteria poplitea in einem Abschnitt ihres Verlaufes von drei Venen begleitet; dieses Stück liegt etwa in der Höhe der Gelenklinie. Die Hauptäste der Comitans externa sind die Venae articul. infer. extern. und ein oder mehrere Stämmchen aus dem Musculus popliteus, ferner eine aus dem lateralen Kopfe des Gastrocnemius heraustretende Vene, falls diese nicht selbständig weiter oben in den Hauptstamm der Vena poplitea einmünden. Die Hauptäste der Comitans interna sind die Venae articular. sup. intern., sowie Stämmchen aus dem medialen Gastrocnemiuskopfe und der Muskelgruppe des Semitendinosus. — Da nun sowohl diese Aeste als auch die Comitans interna selbst Verbindungen mit der Hauptvene haben, so kommt es in der Regel zu einem förmlichen Geflecht. Weiter unten steht die Comitans interna überdies noch mit der Comitans externa oder dem Muskelaste des lateralen Gastrocnemiuskopfe in Verbindung. Die Comitans interna kann sich auch streckenweise verdoppeln. Die Venae articul. sup. externae münden nebst der Vena azygos. in den Hauptstamm ein.

Die Begleitvenen der Arteriae tibial. antic., tibial. postic. und peronaeae sind stets mindestens doppelt vorhanden; die gleichnamigen Venen sind durch mehr weniger häufige Anastomosen, theils querer, theils schräger Richtung mit einander verbunden. Stellenweise kommt es zu förmlichen Geflechten um das arterielle Gefäss, an anderen Stellen finden sich drei, ja sogar vier begleitende Venen (s. Taf. VIII, Figg. 1 und 3). Klappen finden sich in diesen Gefässen besonders unterhalb der Einmündung von Aesten und unterhalb querer Anastomosen. In den Aesten sind ebenfalls vor ihrer Einmündung Klappen vorhanden und zwar sowohl in den Muskel-, wie in den von der Oberfläche her kommenden Venen. Ausnahmen finden statt.

Die Hauptzuflüsse der bisher erwähnten tiefen Venen bilden, abgesehen von den Anastomosen der subcutanen, die Muskelvenen. Was letztere zunächst angeht, so kann man mit Le Dentu zwei hauptsächliche Typen bezüglich ihres Verlaufes unterscheiden: a) lang gestreckte Venenläufe, „Circulation par grands canaux veineux“, und b) Arcadenvenen, „Circulation par arcades anastomotiques“.

Die langen Venenläufe durchsetzen den Muskel der Länge nach; es sind meist zwei nebeneinander liegende Venen vorhanden, von denen die eine schliesslich in die später zu erwähnende vom Tegument her eintretende Vene übergeht, während die andere weiter peripherwärts im Muskel verläuft, um sich hier zu verästeln (s. Taf. VIII, Fig. 2; 61, 63). Beide

Venen nehmen während ihres Verlaufes von der Seite herantretende Aeste auf. In der Regel besteht eine quer oder schräg verlaufende Verbindung zwischen den beiden Venen an der Stelle, wo die eine in die oberflächliche Anastomose übergeht (s. Taf. VIII, Fig. 2; 61, 63, 67). — Es kommt jedoch auch vor, was wir im Gegensatz zu den Angaben le Dentu's constatiren, dass beide Venen im Muskel peripher weiter verlaufen, nachdem jede derselben eine Anastomose der oberflächlichen Gefässe aufnahm; in diesem Falle erscheinen die Muskelvenen mehr als Anhängsel der subcutanen Anastomosen (s. Taf. VIII, Fig. 2; 64), oder es kann auch, falls die subcutane nur in die eine Muskelvene eingeht, die quere Anastomose zwischen den Muskelvenen fehlen (s. Taf. VIII, Fig. 2; 65, 66). — Die oben beschriebene Art der Venenvertheilung findet sich insbesondere im Triceps surae; wir haben dieselbe ferner in den Peronaei gefunden; sie soll auch nach le Dentu im Popliteus, Flexor hallucis longus und Tibialis antic. vorkommen.

Die Arcadenbildung kommt in der Weise zu Stande, dass von einem der drei grossen Venenläufe des Unterschenkels, z. B. von der Vena tibial. antica, von Strecke zu Strecke Doppelvenen abgegeben werden. Diese verlaufen zunächst, eine Arterie zwischen sich fassend und in näherer oder weiterer Entfernung von ihrem Ursprunge durch eine Anastomose verbunden, neben einander, schlagen dann eine divergirende Richtung ein; die obere fliesst schliesslich mit der unteren des nächst höher gelegenen Paares, die untere mit der oberen des nächst tiefer gelegenen Paares im Bogen zusammen (s. Taf. VIII, Fig. 1). Von einer der Doppelvenen kann sich eine dünne Vene abzweigen, welche parallel der Vena comitans eine kürzere oder längere Strecke verläuft, um sich weiter oben in dieselbe einzusenken. Die Arcadenbildung haben wir besonders im Musculus tibial. antic., Extensor digit. commun. long. und Extensor hallucis gefunden. Nach le Dentu soll sie auch im Soleus vorkommen.

Was das Vorkommen von Klappen in den Muskelvenen betrifft, so wurden bereits jene erwähnt, welche vor der Einmündung in die grossen Läufe sich finden; es können aber auch im weiteren Verlaufe, und nicht nur in grösseren Muskelästen Klappen auftreten, was bisher von einigen Autoren bestritten wurde. Taf. VIII, Fig. 2 zeigt z. B. zwei grosse Venen im Triceps surae, welche jede nicht weniger als vier über einander liegende Klappen besitzen.

Die Verästelungsweise der grossen Venenläufe ist im übrigen dieselbe wie die arterielle und bedarf daher keiner weiteren detailirten Beschreibung. Besonders erwähnt seien die Anastomosen zwischen den Venae tibial. posticae und Venae peronaeae, die entweder unter der Achillessehne oder unter dem tiefen Muskelstratum hinweglaufen; ferner die Anastomose zwischen den Venae tibial. anticae mit den Venae peronaeae, bez. Venae peronaeae anteriores (s. Taf. VIII, Figg. 1 und 3). Weitere Anastomosen können vorkommen zwischen den Venen verschiedener Muskeln, z. B. Aesten des M. triceps surae und peronaeus long., des M. extensor digit. commun. longus und peronaeus brevis u. s. w. Ueberhaupt sind Anastomosen häufig zwischen benachbarten Venen. Es können, wo eine grössere Anzahl derselben sich zusammenfindet, durch mehrfachen Austausch von Aesten förmliche Geflechte zu Stande kommen. Ein solches Geflecht entsteht z. B. unterhalb des Musculus popliteus, wo sich dicht übereinander folgende Venen vereinigen: Venae tibial. ant., Venae tibial. post., Venae peronaeae, sehr starke Aeste aus dem M. triceps surae und von der Oberfläche herkommende Stämme (s. Taf. VIII, Fig. 3). Für dieses constante und durch seine Massenhaftigkeit ausgezeichnete Geflecht schlagen wir den Namen Plexus suralis vor.

III. Verbindungsäste zwischen den oberflächlichen und tiefen Venen.

Von hervorragender Bedeutung für die venöse Circulation an der unteren Extremität sind die Verbindungsäste zwischen den oberflächlichen und tiefen Venen. Es geht dies sowohl aus der Constanz ihres Vorkommens und ihrer erheblichen Anzahl hervor, als aus den durch die Klappenstellung normirten, für die einzelnen Regionen verschiedenen Stromrichtungen, die im Uebrigen ebenfalls constante sind.

1. Fuss.

Am Fusse lassen sich die Anastomosen folgendermassen gruppiren:

a) An den Phalangen wurden bereits die Verbindungen der tiefen mit den oberflächlichen Venen erwähnt; sie finden sich sowohl an der Plantar- wie Dorsalfläche (s. Taf. V, Figg. 1 und 4).

b) Venae perforantes anteriores, in der Regel zwei in jedem Interstitium (s. Taf. V, Figg. 1, 2 u. 3; 5, 6 — 7, 8 — 9, 10 — 11, 12). Sie verbinden die Venae digital. plant. commun. oder Venae digital. plant. propriae — gleichviel — mit den Venae communicantes plantae subcutaneae; sie können auch in seitliche oder dorsale Stämmchen der oberflächlichen Zehenvenen münden (5, 11, 12) oder mit den Venae digital. dorsal. profund. in Verbindung stehen.

c) Venae perforantes posteriores, steigen aus der Planta theils an der Basis, theils an der Mitte der Metatarsalknochen auf, um in das Rete dorsale superficiale oder den Arcus dorsalis superficialis selbst zu gelangen (s. Taf. V, Figg. 1 und 2; 13, 14, 15, 16, 16′). Sie haben jedoch auch

Abflüsse in die tiefen Venen des Fussrückens (s. Taf. V, Fig. 2 und Taf. VI, Fig. 3; I, II, III, IV). Besonders stark ausgebildet sind die Verbindungen im ersten Interstitium, entsprechend dem Verhältniss der Arterien; es ist also ein Arcus plantaris venosus vorhanden. Klappen, welche in der einen oder anderen Vene vorkommen können, führen von der Planta zum Dorsum pedis.

d) Verbindungen von den Venae intermetatarseae (V. digital. commun. dorsalis) bez. den Venae digital. dorsal. profundae; sie übergehen entweder in die Venae digital. dorsal. subcutaneae oder direct in den Arcus dorsalis superf. (Taf. V, Figg. 1 und 2; 17, 18, 19, 20, 21, 22, 23, 24). Wenn die tiefen dorsalen Venen an der Innenseite der grossen bez. an der Aussenseite der kleinen Zehe verkümmert sind, so gehen die entsprechenden Anastomosen zu der Oberfläche von plantaren Aesten ab.

e) Anastomosen von Knochenvenen des Metatarsus und Tarsus und von Muskelästen. Die ersteren münden theils auf dem Fussrücken in das Rete dorsale superf. ein (s. Taf. V, Fig. 1; 26, 26′), theils am inneren Fussrande in die Saphena magna (Taf. VI, Fig. 1; 36), theils am äusseren Fussrande in die Saphena parva (s. Taf. V, Fig. 1 u. Taf. VI, Fig. 2; 25, 25′, 39, 40, 40′, 40″). Besonders starke Zuflüsse kommen vom Calcaneus her. Die Muskeläste stammen aus dem Extensor digit. commun. brevis (Taf. V, Figg. 1 und 2; 27), dem Abductor hallucis (Taf. VI, Figg. 1 und 3; 36) und dem Abductor digiti V (Taf. VI, Fig. 2 und 3; 38).

f) Verbindungen vom Rete dorsale profund. bez. Vena dorsalis pedis zum Rete dorsale superficiale (s. Taf. V, Figg. 1 und 2; 28, 29, 30, 30′, 31).

g) Verbindungen der Venae plantares internae und externae mit der Saphena magna bez. Saphena parva. Wir bezeichnen diese Venen als die tiefen Wurzeln der Saphenen und kommen später noch auf dieselben zurück (Taf. VI, Figg. 1, 2 und 3; 35 und 37).

h) Die schon früher erwähnten Verbindungen des Plexus plantaris superf. mit dem Rete plantare profund.

2. Unterschenkel.

Am Unterschenkel unterscheiden wir im Anschluss an le Dentu directe und indirecte Anastomosen zwischen oberflächlichen und tiefen Venen. Die ersteren dringen zwischen je zwei Muskeln bez. zwischen Muskel und Knochen ein, um in einen der Hauptvenenläufe (d. i. V. tibial. ant., tibial. post., peronaea und poplitea) zu gelangen. Die letzteren dringen in die Muskeln selbst ein, verlaufen hier eine längere Strecke, um später ebenfalls in einen der grossen Muskelläufe einzumünden; während ihres Verlaufes im Muskel bilden sie die eine der oben beschriebenen Muskelvenen, welche als langgestreckte bezeichnet wurden.

Man hat diesen Verbindungen bisher wenig Beachtung geschenkt, obwohl dieselben, wie schon aus ihrer grossen Anzahl hervorgeht, für den venösen Blutlauf von grosser Wichtigkeit sind. Es ist ganz gleichgültig, ob diese Anastomosen aus dem Stamme der Saphena magna bez. parva oder aus Aesten derselben sich abzweigen, ja es ist sogar bei den mehrfachen Verbindungen, welche zwischen dem Gebiete der beiden Saphenen bestehen, von geringer Bedeutung, ob die genannten Gefässe aus der grossen oder kleinen Rosenvene abgehen. Wir werden deshalb bei Benennung derselben auf den speciellen Ursprung keine Rücksicht nehmen und also einfach von einer Vena sapheno-peronaea und so fort sprechen, indem wir die subcutanen Venen des Unterschenkels insgesammt als Gebiet der Saphena auffassen. Es lassen sich nun folgende topographische Gruppen aufstellen:

a) Verbindungen zur Vena tibialis antica, Venae sapheno-tibiales ant., wie wir sie bezeichnen wollen. Sie finden sich im unteren Drittel des Unterschenkels nahe über dem Fussgelenke (s. Taf. V, Fig. 1; 32, 42), aus dem Gebiete der Saphena magna oder auch parva stammend, und können rückläufig sein, eine wichtige Thatsache, auf deren Bedeutung wir zurückkommen. Im oberen Drittel des Unterschenkels in der Nähe des Kniegelenkes (s. Taf. VIII, Fig 1; 48, 60) gelangen ebenfalls Aeste aus dem Gebiete der Saphena in die Tiefe zur Vena tibial. ant.; sie stehen mit dem Rete venosum genu in Verbindung. In der Mitte des Unterschenkels dringen von der Oberfläche Venen in die Tiefe, welche entweder die Interstitien zweier Muskeln zum Durchtritt benutzen, so z. B. das Interstitium zwischen Muscul. peronaeus longus und brevis oder Muscul. peronaeus brevis und Extensor digit. commun. long. (s. Taf. VIII, Fig. 1; 57, 58, 59) oder aber auch zwischen die Muskelbündel selbst eindringen. — Sie nehmen während ihres Verlaufes in oder zwischen den Muskeln Venenäste aus diesen auf.

b) Verbindungen zu den Venae tibial. posticae. Bekannt unter dem Namen Ven. sapheno-tibialis (Braune) ist die Vene, welche etwa eine Handbreite über dem Fussgelenke in die Tiefe dringt. Zur Unterscheidung von den Venae sapheno-tibial. ant. wollen wir diese Vene als Vena sapheno-tibial. post. bezeichnen. Es kommen noch weitere Verbindungen vor, welche jedoch ausserdem andere Anastomosen eingehen; nämlich mit Muskelvenen oder der Vena peronaea. Sehr feine Aeste gehen auch noch in der Nähe des Fussgelenkes von der Oberfläche zur Vena tibial. post. (s. Taf. VIII, Fig. 3; 45 — 43, 44 — Taf. VI, Fig. 1; 33, 33').

c) Verbindungen zur Vena peronaea; oft sehr zahlreich im unteren Drittel des Unterschenkels dringen sie neben der Achillessehne ein oder durchbohren auch dieselbe (s. Taf. VIII, Fig. 3; 43, 53, 52); sie können

Verbindungen haben mit der Vena tibial. post. (43) oder mit Muskelvenen (53). Weiter oben gelangen sie am Rande des Triceps surae in die Tiefe und wenden sich zwischen Muscul. flexor. hallucis bez. Muscul. soleus und Fibula zur Vena peronaea (s. Taf. VIII, Figg. 2 und 3; 54, 55, 56); sie erhalten Zuflüsse vom Flexor hallucis und Peronaeus longus. Wir bezeichnen diese Anastomosen als V. sapheno-peronaeae.

d) Verbindungen zur Vena poplitea oder einer grossen Vene des Triceps surae vor ihrem Eintritt in die ersteren: Venae sapheno-popliteae (s. Taf. VIII, Fig. 3; 46, 47).

e) Venen, welche den Musculus triceps surae durchsetzen, Venae sapheno-surales; sie zählen zu den indirecten Anastomosen (s. Taf. VIII, Fig. 2; 53, 61, 62, 63, 64, 65, 66, 67). Klappen in diesen Gefässen, welche in die Tiefe führen, werden von Houzé de l'Aulnoit und le Dentu erwähnt. Constant sind dieselben nicht.

f) Verbindungen zum Rete venosum genu (s. Taf. VII, Figg. 1 u. 2; 49, 49′, 49″, 49‴, 50, 50′, 60).

Bezüglich der Anzahl der soeben angeführten Anastomosen macht le Dentu folgende Angaben. Es sollen gelangen in:

Vena tibialis ant.	5—6 Venen
Vena tibialis post.	2—3 „
Vena peronaea	2—4 Venenpaare
zu den Muskelvenen des Triceps surae.	4—7 Venen.

Wir können diese Angaben im Allgemeinen bestätigen (vgl. auch die Tafeln VII und VIII). In manchen Fällen kann sich die Anzahl für einzelne Gruppen noch vermehren.

Es wurde schon bei der Beschreibung der einzelnen Venen mehrfach auf das Vorkommen und die Stellung der Klappen Rücksicht genommen. Von besonderer Wichtigkeit ist die Frage nach der Stellung der Klappen für die Anastomosen der tiefen und oberflächlichen Gefässe. Houzé de l'Aulnoit und le Dentu haben das Verdienst, hierüber Untersuchungen angestellt zu haben, welche zu dem Schlusse führten, dass die Klappenstellung derart ist, dass am Fuss die Stromrichtung von den tiefen zu den oberflächlichen, während umgekehrt am Unterschenkel die Stromrichtung von den oberflächlichen zu den tiefen Venen geht. Wir können diese Regel nach unseren Erfahrungen vollständig bestätigen. Die Klappen können fehlen; sind sie jedoch vorhanden, so ist ihre Stellung die eben angegebene. Eine Ausnahme machen am Unterschenkel nur einzelne unbedeutende Reiserchen, welche von der Fascie ihren Verlauf gegen die Haut nehmen (s. Taf. VII, Fig. 2).

Die Grenze, wo sich die Stromrichtung umgekehrt, entspricht dem Fussgelenke (Talocruralgelenk).

Für den Fuss lässt sich noch die weitere Regel aufstellen, dass die venöse Stromrichtung von der Planta zum Dorsum geht; es kommen hier ausser den oberflächlichen Gefässen insbesondere die Venae perforantes und der Arcus venosus plantaris in Betracht. Beweisend hierfür ist ebenfalls die Klappenstellung (vgl. die Figg. 1 und 4, Taf. V).

Nach Vorausschickung dieser allgemeinen Bemerkungen lassen sich nun einzelne speziellere Verhältnisse der venösen Circulation, die auf Muskeleinwirkung, äussere Einflüsse etc. zurückzuführen sind, des Näheren erörtern.

a) Fuss.

Le Dentu ist — so viel uns bekannt — der Erste gewesen, welcher darauf aufmerksam machte, dass bei der Locomotion durch das Aufsetzen des Fusses auf den Boden eine Beschleunigung des venösen Stromes zu Stande kommt: La simple pression du pied contre le sol peut avoir de l'influence sur la marche du sang. Es kann in der That keinem Zweifel unterliegen, dass das venöse Blut aus dem so stark ausgebildeten Gefässnetze der Haut und des Unterhautfettgewebes der Planta beim Auftreten wie aus einem Schwamm ausgepresst und dadurch eine Beschleunigung der venösen Circulation gesetzt wird. Beim Abheben des Fusses vom Boden füllt sich das Venennetz wieder, um beim nächsten Aufsetzen des Fusses abermals ausgepresst zu werden; der jedesmalige Effect wird durch die Klappen in den früher beschriebenen Abzugscanälen (vgl. S. 4 u. 5) gesichert. Es wird also bei der Locomotion ein förmliches Pumpwerk auf diese Weise etablirt.

Beim Stehen fällt dasselbe natürlich vollständig aus; es findet sogar eine Behinderung der Circulation insofern Statt, als der Eintritt des Blutes in das venöse Netz der Planta erschwert ist.

Durch die Belastung des Fusses kommt bei einzelnen Phasen der Locomotion eine Verbreiterung des Mittelfusses zu Stande, wobei die Metatarsalknochen um etwas auseinander rücken und somit die Interstitien derselben in transversaler Richtung eine Zunahme erfahren. Gleichzeitig werden die radiär nach den einzelnen Zehen verlaufenden Streifen der Fascia plantaris angespannt. Diese Vorgänge haben wiederum eine Beschleunigung der Circulation zur Folge, und zwar in den Venae perforantes und jenen feinen, aber zahlreichen Venen, die durch die Lücken der Plantarfascie treten. Indem durch die Veränderung in der Lage der Skeletttheile auf die dazwischen gelegenen Weichtheile ein Zug nothwendiger Weise ausgeübt wird, kann sich derselbe für die venöse Circulation nicht anders als in einer ansaugenden Wirkung äussern, indem die Lumina der genannten Gefässe gleichsam aufgerissen bez. erweitert werden.

Die rückläufige Richtung der Ballenvenen, welche den Zeheninterstitien zustreben, weist darauf hin, dass an letzterer Stelle besonders günstige Verhältnisse für den venösen Blutlauf bestehen müssen. Zunächst ist darauf hinzuweisen, dass die Venae communicant. plantae subcutan. in den Zehenzwischenräumen vor äusserem Druck geschützt liegen. Indess scheint auch noch ein weiterer Umstand in Betracht zu kommen: beim Aufsetzen des Fusses und Abwickeln desselben vom Boden werden entsprechend dem erwähnten Auseinanderrücken der Metatarsalknochen auch die Zehen mehr oder weniger gespreizt. Fernerhin heben sich bei eintretender Dorsalflexion die Extensorensehnen über den Winkel des Metatarsophalangealgelenkes heraus und müssen dabei die sie überbrückende Haut mit abheben und in transversaler Richtung anstraffen. Diese Vorgänge können aber auf die Circulation in den Venae communicantes (und perforant. anter.) nicht ohne Folge sein; es wird auch hier eine Ansaugung durch Erweiterung der Lumina zu Stande kommen müssen.

Da die Venae plantares intern. und extern. einer Compression von Seiten der kurzen Fussmuskulatur ausgesetzt sind — jene kommen zwischen den Musc. abductor hallucis und die Decke des Knochengewölbes, diese zwischen den kurzen Zehenbeuger und die Caro quadrata zu liegen — so muss für genügende Abzugscanäle gesorgt sein. Es sind dies die bereits erwähnten Anastomosen zwischen der Plantaris externa und Saphena parva, der Plantaris interna und Saphena magna. Da diese Verbindungscanäle einerseits das gleiche Caliber der tiefen, sie abzweigenden Gefässe besitzen, andererseits dem Caliber der als oberflächliche Wurzeln der Saphenen bezeichneten Gefässe nichts oder wenig nachgeben, da sie ferner einer so ausgeprägten Function dienen, so dürfte ihre Bezeichnung als tiefe Wurzeln der Saphenen wohl berechtigt sein. Der Beginn der eigentlichen Saphenenstämme ergiebt sich nunmehr als der Ort, wo die oberflächlichen und tiefen Wurzeln sich vereinigen; dies ist für die Saphena magna vor dem inneren, für die Saphena parva hinter dem äusseren Knöchel (s. Tafel VI, Figg. 1 und 2).

b) Unterschenkel.

Es wurde schon erwähnt, dass von den Venae sapheno-tibial. ant. die im unteren Drittel des Unterschenkels verlaufenden eine rückläufige Richtung einschlagen können. Fig. 1 (Taf. VI) zeigt ferner eine über den Malleol. int. herabziehende, oberflächliche, ebenfalls rückläufige Vene; ja die in dieser Gegend verlaufenden Gefässe strömen geradezu gegen das Gelenk hin zusammen. Alles dies weist darauf hin, dass es mit den Circulationsverhältnissen an dieser Stelle eine besondere Bewandtniss hat. Wir meinen, die Erklärung ist nicht schwer, wenn man sich das Verhältniss der Strecksehnen zum Ligamentum cruciatum vergegenwärtigt. Dieselben erfahren über dem Gelenke durch die schleifenartige Anordnung des Kreuzbandes eine Einziehung (Langer). Bei einer Contraction ihrer Muskeln werden sie im Bestreben, diese Einziehung auszugleichen, das Kreuzband von der Unterlage abzuheben suchen und dasselbe anspannen.[1] Da nun die Gefässe ebenfalls in einer Loge des letzteren zu liegen kommen, so muss bei jeder activen Dorsalflexion auf den Inhalt derselben eine Saugwirkung ausgeübt werden.

Zu erwähnen ist an dieser Stelle noch, dass nach hinten und unten vom inneren Knöchel ebenfalls kleinere Verbindungen zwischen den oberflächlichen und tiefen Venen vorkommen, in welchen die Richtung des Stromes nach den letzteren führt. Die Venae tibial. post. liegen an dieser Stelle in einem ziemlich starren Canal eingebettet; doch ist auch hier das Zustandekommen einer Saugwirkung durch Anspannung des Ligament. laciniatum sehr wohl möglich.

Während der Locomotion spielt die Contraction der Muskeln am Unterschenkel für den venösen Blutlauf höchst wahrscheinlich eine nicht unwichtige Rolle. Le Dentu stellt sich die Wirkung derselben in der Weise vor, dass bei jeder Contraction das Blut aus der Muskel bez. intermusculären Vene ausgepresst wird und dass während der Ruhe der Muskeln eine Ansaugung statt hat. Es würde dann, während z. B. die Muskeln an der Streckseite des Unterschenkels in Thätigkeit sind, eine Ansaugung für die Venen eintreten, welche durch bez. zwischen den Wadenmuskeln ihren Verlauf nehmen und umgekehrt.

Mit dem Namen Canaux de dérivation bezeichnet le Dentu Bahnen, welche der Blutstrom benutzt, wenn der gewöhnliche Weg nicht betreten werden kann; solche Ableitungscanäle sollen sich besonders da finden, wo oberflächliche mit tiefen Venen in Verbindung treten. Ist der Weg zu einer Muskelvene, etwa in Folge Contraction des Muskels, versperrt, so wird die Ableitungsvene vom Blutstrom benutzt.

Von besonderem Interesse sind wieder die Circulationsverhältnisse am Kniegelenk während der verschiedenen Stellungsveränderungen. Bei einer gestreckten Haltung im Kniegelenke werden am hinteren Umfang die

---

[1] Dass ein solches Abheben des Lig. cruciatum wirklich stattfindet, lässt sich direct beweisen. Wir wählten folgenden Weg: das untere Ende des Malleolus internus wird mit dem an der Innenseite des Fusses vortretenden Punkte des Taluskopfchens durch eine Linie verbunden. In der Mitte derselben wird eine zweite Linie senkrecht aufgesetzt und bis zur Höhe des Spannes verlängert. Darauf wird die Entfernung der Endpunkte dieser letzteren Linie mittelst Tastercirkels gemessen und zwar bei herabgesunkenem Fusse und bei activer Dorsalflexion. Es ergiebt sich eine Differenz von 0,5—1,0 cm.

Beugesehnen (Biceps, Semimembran., Semitendinos. etc.) dem Knochen bez. der Gelenkkapsel fest anliegen. Die Fascie der Kniekehle wird in der Längsrichtung gespannt. Der Raum, welcher zwischen den Sehnen der erwähnten Muskeln und den Gastrocnemiusköpfen, zwischen Gelenkkapsel und Fascie der Kniekehle sich befindet, wird bei dieser Stellung den kleinsten sagittalen Durchmesser haben. Denken wir uns jetzt eine active (selbstverständlich keine forcirte) Beugung im Kniegelenke. Die genannten Muskeln nebst Sehnen werden sich anspannen und im Bestreben den kürzesten Weg zu nehmen sich vom Gelenke zu entfernen suchen, wobei sie die Fascie in querer Richtung spannen und abheben. Der bezeichnete Raum muss dabei in sagittaler Richtung eine Tiefenzunahme erfahren, was z. B. auch daraus hervorgeht, dass der bei gestreckter Haltung sichtbare, massige Fettwulst in der Mitte der Kniekehle völlig einbezogen wird und verschwindet.[1] Für die venöse Circulation muss aber eine ansaugende Wirkung resultiren. Wir finden daher die Einmündung der Saphena parva an dieser Stelle, deren Schlängelung in der Kniekehle bei Beugung des Gelenkes ausgeglichen ist; wir finden eine rückläufige Vene (V. cutanea femoris post.). Es wird weiterhin die doppelte Mündung der Saphena unserem Verständniss näher gerückt. Der obere Ast stellt den Abzugsweg (Canal de dérivation) dar, welcher benutzt wird, wenn im unteren Aste die Circulation erschwert ist; dies würde bei Streckung der Fall sein.

Wenn wir an dieser Stelle des Saugherzens (Braune) über dem Hüftgelenke, sowie jener grossen rückläufigen Stämme gedenken, welche in die V. femoralis gelangen, so geschieht es der Vollständigkeit halber. Wir hätten damit über den für die Locomotion wichtigen Gelenken (Hüft-, Knie-, Fuss-, Mittelfusszehengelenk) das Vorkommen von rückläufigen Venen constatirt und meinen, dass diese Thatsache schon deutlich genug für die Wichtigkeit der Bewegungen für die venöse Circulation spricht. Nun können wir aber dem Vorkommen jener Gefässe doch nur da einen Sinn beilegen, wo unter Umständen eine Ansaugung auf den Inhalt Statt findet. In jedem anderen Falle könnte ja nur eine Erschwerung und Störung der venösen Strömung resultiren. Wir stehen daher nicht an, jene Regionen, sofern durch gewisse active Bewegungen Aenderungen in den Spannungsverhältnissen der Fascien gesetzt werden, als die vier grossen Saugherzen der unteren Extremität zu bezeichnen.

[1] Diese Tiefenzunahme lässt sich auch durch directe Messungen beim Lebenden constatiren.

Bemerkung zu den Figuren.

Sämmtliche Abbildungen sind nach einem Präparat gezeichnet. Dasselbe ist in folgender Weise hergestellt: Es wurden zunächst die subcutanen Venen in peripherer Richtung, die grösseren mit Pansch'scher Masse, die feineren mit einer Aufschwemmung von fein pulverisirtem Zinnober in Alkohol injicirt. Diese allerdings sehr mühsame Methode hat den Vortheil, dass man den grössten Theil der (sufficienten) Klappen auffindet. Ueberall, wo solche die Injectionsflüssigkeit aufhalten, muss natürlich peripherwärts eine neue Injection gemacht werden. Nachdem auf diese Weise die subcutanen Venen vollständig injicirt und präparirt waren, wurden dieselben zunächst gezeichnet; darauf das Tegument entfernt unter Schonung der wichtigeren subcutanen Venen und der mit den tiefen anastomosirenden. Nunmehr wurde die Injection der tiefen Venen vervollständigt, dann dieselben präparirt und gezeichnet.

Erklärung der Tafeln.

(Tafel V — VIII.)

1. 1′.	Venae communicantes plantae anteriores subcutaneae	I.	Figg. 1 u. 4 (Taf. V).
2.		II.	
3.		III.	
4. 4′.		IV.	
5.	Venae perforantes anteriores	I.	Figg. 1, 2 u. 3 (Taf. V).
6.			
7.		II.	
8.			
9.		III.	
10.			
11.		IV.	
12.			
13.	Venae perforantes posteriores (soweit sie in subcutane Venen einmünden)	I.	Figg. 1 u. 2 (Taf. V) und Fig. 3 (Taf. VI).
14.		II.	
15.		III.	
16. 16′.		IV.	

17.
18.
19.
20. 21. 22. 23. 24. } Anastomosen von den Venae intermetatarseae bez. Venae digital. dorsal. prof. zu den subcutanen Venen } Figg. 1 u. 2 (Taf. V).

25. 25'. 26. 26'. } Periostvenen des Tarsus, welche in's Rete superf. gelangen } Fig. 1 (Taf. V) und Fig. 2 (Taf. VI).

27. Anastomose vom M. extensor digit. commun. brevis zum Rete superficiale. Figg. 1 u. 2 (Taf. V).

28. 29. 30. 30'. 31. } Anastomosen zwischen dem Rete dorsale profund. und Rete dorsale superfic. } Figg. 1 u. 2 (Taf. V).

32. Vena sapheno-tibial. ant. Fig. 2 (Taf. V) u. Fig. 1 (Taf. VIII).

33. 33'. 34. } Venae sapheno-tibial. post. Fig. 1 (Taf. VI).

35. Radix profund. saphenae magnae. Figg. 1 u. 3 (Taf. VI).

36. Anastomose einer Periostvene der Planta zur Radix superf. saphenae magnae. Figg. 1 u. 3 (Taf. VI).

36'. Anast. einer Muskelvene d. M. abductor hallucis zur Rad. superf. saphen. magnae. Figg. 1 u. 3 (Taf. VI).

37. Radix profund. saphenae parvae. Figg. 2 u. 3 (Taf. VI).

38. 38'. Anast. von Muskelvenen d. M. abduct. digit. V. zur Rad. prof. saphen. parvae. Figg. 2 u. 3 (Taf. VI).

39. Anast. einer Periostvene der Planta zur Radix profund. saphen. parvae. Figg. 2 u. 3 (Taf. VI).

40. 40'. 40''. 40'''. Anast. vom Calcaneus zur Saphena parva. Fig. 2 (Taf. VI).

41. 41'. 41''. 41'''. Anast. des Plexus plantaris subcutan. zu den tiefen plantaren Venen. Figg. 3 u. 4 (Taf. V) u. Fig. 3 (Taf. VI).

42. Anast. der oberflächlichen Venen zur V. peronaea und Tibialis ant. Fig. 1 (Taf. VII) u. Figg. 1 u. 3 (Taf. VIII).

43. Anast. der oberflächlichen Venen zur V. peronaea und Tibial. post. Fig. 2 (Taf. VII) u. Figg. 2 u. 3 (Taf. VIII).

44. Anast. der oberflächlichen Venen zur V. tibial. post. und V. muscul. tricipitis. Fig. 2 (Taf. VII) u. Figg. 2 u. 3 (Taf. VIII).

45. V. sapheno-tibial. post. Fig. 2 (Taf. VII) u. Fig. 3 (Taf. VIII).

46. 47. } Anast. der oberflächlichen Venen zur V. poplitea bez. muscul. tricip. } Fig. 2 (Taf. VII) u. Fig. 3 (Taf. VIII).

48. Anast. der oberflächlichen Venen zur V. tibial. ant. bez. Rete genu. Fig. 2 (Taf. VII) u. Fig. 1 (Taf. VIII).

49. 49'. 49''. 50. 50'. } Anast. der oberflächlichen Venen zum Rete genu } Figg. 1 u. 2 (Taf. VII) u. Fig. 1 (Taf. VIII).

51. 51'. Anast. zwischen den oberflächlichen Venen und V. der Achillessehne. Fig. 1 (Taf. VII) u. Fig. 2 (Taf. VIII).

52. V. sapheno-peronaea. Fig. 1 (Taf. VII) u. Figg. 2 u. 3 (Taf. VIII).

53. Anast. der oberflächlichen Venen zur V. peronaea und muscul. tricip. Fig. 1 (Taf. VII) u. Figg. 2 u. 3 (Taf. VIII).

54.
55. } V. sapheno-peronaeae. Fig. 1 (Taf. VII) u. Figg. 2 u. 3 (Taf. VIII).
56.

57.
58. } V. sapheno-tibial. ant. Fig. 1 (Taf. VII) u. Fig. 1 (Taf. VIII).
59.

60. Anast. der oberflächlichen Venen zur V. tibial. ant. und Rete genu. Fig. 1 (Taf. VII) u. Fig. 1 (Taf. VIII).

61.
62.
63.
64. } V. sapheno-surales. Fig. 1 (Taf. VII) u. Fig. 2 (Taf. VIII).
65.
66.
67.

68. Mündung der kleinen mit der Saphena parva verlaufenden Vene. Fig. 1 (Taf. VII) u. Fig. 2 (Taf. VIII).

69. Mündung der Saph. parva in die V. poplitea. Fig. 1 (Taf. VII) u. Figg. 2 u. 3 (Taf. VIII).

70. Mündung der Saph. parva in die V. muscul. bicipitis. Fig. 1 (Taf. VII) u. Fig. 3 (Taf. VIII).

α – α'. Arcus plantaris subcutan. Fig. 4 (Taf. V).

β—β'. V. commun. plant. ant. intern. Figg. 1 u. 4 (Taf. V) u. Fig. 1 (Taf. VI).

γ—γ'. V. commun. plant. ant. extern. Figg. 1 u. 4 (Taf. V) u. Fig. 2 (Taf. VI).

δ—δ'. Arcus dorsal. subcutan. Fig. 1 (Taf. V).

ε—ε'. Radix superf. saphenae magnae. Fig. 1 (Taf. VI).

ζ—ζ'. Radix superf. saphenae parvae. Fig. 2 (Taf. VI).

η—η'. V. commun. plant. lateral. intern. Fig. 4 (Taf. V) u. Fig. 1 (Taf. VI).

ϑ—ϑ'. V. commun. plant. lateral. extern. Fig. 4 (Taf. V) u. Fig. 2 (Taf. VI).

(I.) } (Arcus plant. prof.)
II.
III. } Venae perforantes posteriores (soweit sie in tiefe dorsale Venen einmünden) } Fig. 2 (Taf. V) u. Fig. 3 (Taf. VI).
IV.

a
b } Anastomosen zwischen den Stämmen der Saphenen } Figg. 1 u. 2 (Taf. VII).
c

m Muskeläste. Fig. 3 (Taf. VI).

www.ingramcontent.com/pod-product-compliance
Lightning Source LLC
LaVergne TN
LVHW091732021026
849161LV00003BB/573